RECUEIL DE QUESTIONS

POSÉES AUX

EXAMENS DE MÉDECINE

TROISIÈME DE DOCTORAT ET DE FIN D'ANNÉE

HISTOIRE NATURELLE MÉDICALE. — PHYSIQUE MÉDICALE,
CHIMIE MÉDICALE ET PHARMACIE.

DEUXIÈME SÉRIE

CHIMIE MÉDICALE

PREMIÈRE PARTIE

PARIS

DELAHAYE, LIBRAIRE ÉDITEUR

23, RUE DE L'ÉCOLE-DE-MÉDECINE

RECUEIL DE QUESTIONS

POSÉES AUX

EXAMENS DE MÉDECINE

RECUEIL DE QUESTIONS

POSÉES AUX

EXAMENS DE MÉDECINE

—

TROISIÈME DE DOCTORAT ET DE FIN D'ANNÉE

HISTOIRE NATURELLE MÉDICALE. — PHYSIQUE MÉDICALE. — CHIMIE MÉDICALE ET PHARMACIE

DEUXIÈME SÉRIE

———

CHIMIE MÉDICALE

PREMIÈRE PARTIE

———

PARIS

DELAHAYE, LIBRAIRE ÉDITEUR

23, RUE DE L'ÉCOLE-DE-MÉDECINE

1865

RECUEIL DE QUESTIONS

POSÉES AUX

EXAMENS DE MÉDECINE

PREMIÈRE PARTIE

CHIMIE MINÉRALE.

CHAPITRE PREMIER.

Les métalloïdes et leurs composés.

QUESTIONS GÉNÉRALES SUR LA CHIMIE.

1. D. Qu'est-ce que la chimie?
   R. C'est l'étude des modifications intimes que subissent les corps au contact les uns des autres.

2. D. Quels sont les corps qui ont le plus d'affinité les uns pour les autres ?
   R. Ce sont ceux qui ont un état électrique plus différent. Ainsi, l'oxygène, étant plus électro-négatif que le soufre, aura plus d'affinité pour l'hydrogène que le soufre.

3. D. Comment divise-t-on les corps simples,
   et combien y en a-t-il?

   R. On divise les corps simples en métalloïdes ou électro-négatifs, et métaux
   ou électro-positifs. Il y a actuellement
   soixante-trois corps simples.

4. D. Quels sont les métalloïdes les plus électro-négatifs après l'oxygène?

   R. L'oxygène, le chlore, le brome, l'iode,
   l'azote, le soufre, l'arsenic, le phosphore, le carbone et l'hydrogène.

5. D. Quels sont les métaux les plus avides
   d'oxygène après le potassium?

   R. Le potassium, le sodium, barium, stron-
   tium, calcium, magnésium, aluminium,
   manganèse, fer, cobalt, nickel, zinc,
   chrome, antimoine, étain, cuivre, plomb,
   bismuth, mercure, argent, or, platine.

6. D. Qu'appelle-t-on isomorphisme?

   R. Deux corps qui cristallisent de la même
   façon; ainsi le fer, le cuivre, le vitriol
   blanc, bleu, vert.

7. D. Qu'est-ce qu'un oxysel?

   R. C'est un sel dont la base et l'acide sont
   oxygénés.

8. D. Donner un exemple d'un sel neutre —
   d'un sel acide — et d'un sous-sel.

R. Sel neutre, CAO, CO^2; sel acide, CAO, $2CO^2$; sous-sel, $2CAO$, CO^2.

PROPRIÉTÉS DE L'OXYGÈNE.

9. D. Comment s'obtient l'oxygène? Quelle est sa réaction?

R. En chauffant du chlorate de potasse dans une cornue de verre, et l'on a KO, $CLO^5 = KCL + O^6$, autrement dit l'on a six équivalents d'oxygène.

10. D. Peut-on l'obtenir autrement?

R. Oui, en chauffant le bioxyde de manganèse avec l'acide sulfurique $MNO^2 + SO^3 = MNO$, $SO^3 + O$ qui se dégage.

11. D. Qu'est-ce que l'oxygène ozonisé, et quelles sont ses propriétés?

R. C'est de l'oxygène que l'on a électrisé; il a une odeur d'ail. Il diminue de volume en se condensant; chauffé, il reprend son volume. Il a un pouvoir oxydant bien supérieur à celui de l'oxygène ordinaire. Il se combine à l'azote, à froid, pour donner de l'acide azotique. Il donne avec l'argent, à froid, du peroxyde d'argent. Il décompose l'ammoniaque et en fait de l'acide nitrique; il détruit l'acide sulfhydrique. Il disparaît

en présence des corps organiques en putréfaction.

12. D. Qu'est-ce que l'ozonomètre ?

R. C'est un papier sur lequel on étend un gramme d'iodure de potassium, 100 grammes d'eau et 10 grammes d'amidon. Ce papier, de jaune qu'il était, devient bleu quand on l'a ozonisé ; il sert donc à mesurer la quantité et la présence de l'ozone.

13. D. Quels sont les effets pathologiques, physiologiques et hygiéniques de l'ozone ?

R. Pendant le choléra, l'ozone disparaît ; il active la respiration ; il est stimulant, bon dans la scrofule, chlorose, cachexie ; il est dangereux, comme étant trop actif, dans la grippe et les névroses.

PROPRIÉTÉS DE L'HYDROGÈNE.

14. D. Comment prépare-t-on l'hydrogène (réaction) ?

R. En décomposant l'eau par le zinc et l'acide sulfurique : $HO + ZN + SO^3 = ZNO, SO^3 + (H$ qui se dégage$)$.

15. D. Quel est son caractère chimique ?

R. Comme il est le plus électro-positif des métalloïdes, il a une très-grande affinité

pour l'oxygène, qui est le plus électro-
négatif.

16. D. A quoi sert l'hydrogène?

R. A gonfler les ballons, à faire des chalu-
meaux à gaz, à réduire les corps oxygénés, à analyser l'air, à produire le fer
réduit.

17. D. Comment obtient-on l'azote?

R. En abandonnant du phosphore dans une
cloche pleine d'air pendant vingt-quatre
heures, celui-ci absorbe l'oxygène de l'air
et il reste l'azote.

18. D. Quelle est sa propriété chimique?

R. Il n'a d'affinité pour aucun corps ; il a
une grande paresse chimique; il n'entre
directement dans aucune combinaison ;
il n'est ni comburant ni combustible.

19. D. L'hydrogène et l'azote sont-ils toxiques
comme l'acide carbonique?

R. Non, ce sont des gaz irrespirables seulement et non toxiques.

PROPRIÉTÉS DE L'EAU.

20. D. Combien y a-t-il de combinaisons d'oxygène avec l'hydrogène?

R. Deux : 1° L'eau ou protoxyde d'hydrogène HO, qui a pour équivalent 9;

1.

2º le bioxyde d'hydrogène HO², qui a pour équivalent 17.

21. D. Comment Lavoisier a-t-il fait l'analyse chimique de l'eau (réaction)?

R. En faisant passer un courant de vapeur d'eau sur du fer chauffé au rouge, $FE^3 + H^4O^4 = FE^3O^4 + (H^4)$, qui se dégage.

22. D. Comment fait-on l'analyse physique de l'eau?

R. En décomposant l'eau par le courant électrique au moyen du voltamètre.

23. D. Comment fait-on la synthèse physique de l'eau?

R. En faisant passer une étincelle électrique dans un eudiomètre contenant deux volumes d'hydrogène et un d'oxygène.

24. D. Comment fait-on la synthèse chimique de l'eau?

R. En faisant passer un courant d'hydrogène sec sur de l'oxyde de cuivre chauffé au rouge et dont on connaît le poids d'avance.

25. D. Quels sont les métalloïdes que l'eau dissout, et dans quelles proportions?

R. L'eau dissout : hydrogène $\frac{15}{1000}$ de son volume, l'azote $\frac{25}{1000}$, l'oxygène $\frac{45}{1000}$, l'iode

$\frac{1}{500}$, le brome $\frac{1}{50}$, le chlore 2 fois son volume.

26. D. Quels sont les corps que l'eau dissout ?

R. Tous les oxydes de la première section ; tous les sulfures de la première section ; les iodures des trois premières sections ; les azotates ; tous les chlorures, excepté trois.

27. D. Quels sont les trois chlorures que l'eau ne dissout pas ?

R. Le protochlorure de mercure, le chlorure de plomb et le chlorure d'argent.

28. D. Quels sont les sulfates insolubles dans l'eau ?

R. Le sulfate de baryte, de plomb et de mercure.

29. D. Quels sont les carbonates solubles ?

R. Ce sont ceux de potasse, de soude et d'ammoniaque ; les autres sont insolubles.

30. D. Quels sont les sels et les acides organiques solubles, et quels sont ceux qui sont insolubles ?

R. Les acétates sont solubles, les oxalates et les tannates sont insolubles.

31. D. Quels sont les acides végétaux que l'eau dissout ?

R. L'acide tannique, tartrique, lactique, oxalique et acétique.

32. D. Quels sont les alcaloïdes solubles ? En nommer quelques-uns.

R. L'atropine, l'aconitine, la vératrine.

33. D. Quels sont les phénomènes physiques différents qui résultent de la dissolution ou de la combinaison des corps ?

R. La dissolution produit des phénomènes de froid, la combinaison des phéno-mènes de chaleur.

34. D. A quoi sert l'eau, d'hydratation ou de cristallisation ?

R. Elle sert à donner la forme et la couleur aux cristaux ; c'est ainsi que le sulfate de cuivre ou couperose bleue doit sa forme prismatique à cinq équivalents d'eau. Si l'on chauffe la couperose bleue, elle perd sa propriété cristalline et sa couleur.

35. D. Lorsque l'eau est en présence d'une base énergique, quel rôle joue-t-elle ?

R. Elle joue le rôle d'un acide faible ; c'est ainsi qu'elle se combine avec la potasse et la baryte KO, HO, BAO, HO.

36. D. D'où proviennent les azotates alcalins et terreux que l'on trouve dans l'eau ?

R. Ils proviennent toujours de la destruction des matières organiques que l'eau contient en suspension.

37. D. Quelles sont les substances fixes que l'on trouve dans l'eau ?

R. Du carbonate de chaux , du chlorure de sodium , du sulfate de chaux et des matières organiques.

38. D. Quelle est la quantité de matière fixe que l'eau doit contenir pour être potable ?

R. 50 centigrammes au plus par litre, et pas de sulfate de chaux.

39. D. Quels sont les signes d'une eau potable ?

R. Qu'elle soit inodore, limpide, neutre au tournesol, aérée, cuisant bien les légumes, dissolvant bien le savon.

40. D. Comment reconnaît-on la présence de la chaux dans l'eau ?

R. Par l'oxalate d'ammoniaque.

41. D. Comment reconnaît-on la présence de la magnésie dans l'eau ?

R. Au moyen du phosphate d'ammoniaque.

42. D. Comment reconnaît-on la présence des sulfates dans l'eau ?

R. Par l'azotate de baryte.

43. D. Comment constate-t-on la présence des matières organiques dans l'eau?

R. Par le chlore, le sublimé corrosif et le tannin, qui donnent, avec les matières organiques, des composés insolubles.

44. D. Comment reconnaît-on la présence de l'iode dans l'eau?

R. On évapore l'eau après l'avoir alcalinisée avec de la potasse. Sur le résidu on verse de l'acide nitrique; l'iode est mis en liberté, et on le constate par l'amidon ou le chloroforme, dans le premier cas couleur bleue, dans le second couleur rouge.

PROPRIÉTÉS DU BIOXYDE D'HYDROGÈNE.

45. D. Comment obtient-on le bioxyde d'hydrogène ou eau oxygénée (réaction)?

R. En décomposant le bioxyde de barium par l'acide chlorhydrique $BAO^2 + HCL = BACL + (HO^2)$. C'est un liquide incolore, inodore, huileux, à goût métallique, plus lourd que l'eau; il bout à la température ordinaire.

46. D. A quoi sert-il?

R. A restaurer les tableaux qui ont noirci par le gaz sulfhydrique.

47. D. Par quelle réaction le tableau de noir devient-il blanc?

R. $PBS + H^4 O^8 = H^4 O^4 + PBO, SO^3$. Or le sulfate de plomb qui s'est formé est blanc, tandis que le sulfure de plomb était noir.

PROPRIÉTÉS DE L'AZOTE.

48. D. Combien l'azote forme-t-il de combinaisons avec l'oxygène?

R. Cinq combinaisons : le protoxyde d'azote, le bioxyde d'azote, l'acide azoteux, l'acide hypoazotique et azotique.

49. D. Comment obtient-on le protoxyde d'azote (réaction)?

R. En calcinant l'azotate d'ammoniaque : $AZO^5, AZH^3 HO = 4 HO + 2 AZO$.

50. D. Comment obtient-on le bioxyde d'azote (réaction)?

R. En faisant agir l'acide azotique sur le cuivre : $CU^3 + AZO^5 + 3 AZO^5 = CU^3 O^3, 3 AZO^5 + (AZO^2)$, qui répand des vapeurs orangées en se changeant en acide hypoazotique.

PROPRIÉTÉS DE L'ACIDE AZOTIQUE.

51. D. Comment prépare-t-on l'acide azotique (réaction) ?

R. En traitant le nitrate de potasse **ou de** soude par son poids d'acide sulfurique :
$$KO, AZO^5 + SO^3 HO = KO, SO^3 + (AZO^5 HO).$$

52. D. Comment purifie-t-on l'acide nitrique de l'acide sulfurique et de l'acide chlorhydrique qu'il contient ?

R. En le distillant sur de l'azotate de plomb, il se forme un sulfate de plomb et un chlorate insoluble pendant que l'acide nitrique distille.

53. D. Quel est le caractère le plus important de l'acide nitrique ?

R. C'est d'être instable et d'être un agent d'oxydation très-important.

54. D. Que font le carbone, l'hydrogène, le soufre, le phosphore, l'arsenic en présence de l'acide nitrique ?

R. Ils le réduisent en s'emparant de son oxygène.

55. D. Qu'arrivera-t-il si l'on met l'acide azo–

tique en présence d'un iodure de potassium (réaction) ?

R. L'iode est mis en liberté et colore l'amidon en bleu : $IK + AZO^5 = KO$ $AZO^4 + (I)$.

56. D. Comment fait-on l'eau régale (réaction) ?

R. Avec de l'acide azotique et de l'acide chlorhydrique ; il se forme de l'eau, du chlore et de l'acide hypoazotique : $AZO^5 + HCL = HO + CL + AZO^4$.

57. D. Que prépare-t-on avec l'acide azotique ?

R. L'eau régale, l'acide phosphorique, l'acide arsénique, l'acide sulfurique, l'oxyde stannique, le salpêtre, tous les azotates, excepté ceux de la première section.

58. D. Quels sont les caractères distinctifs des azotates ?

R. Ils sont tous solubles dans l'eau ; ils sont tous réduits par le charbon, qu'ils font brûler. Par l'acide sulfurique et le cuivre, ils dégagent des vapeurs rutilantes d'acide hypoazotique ; ils brunissent avec le sulfate de fer.

PROPRIÉTÉS DE L'AMMONIAQUE.

59. D. Dans quel cas l'ammoniaque se forme-t-il ?

R. 1° Quand on brûle de l'hydrogène dans

un eudiomètre par l'oxygène en présence de l'azote, il se forme de l'eau et de l'ammoniaque ; 2° en décomposant les matières organiques par la chaleur.

60. D. Quelles sont les sources de l'ammoniaque dans l'industrie ?

R. La fabrication du noir animal, les eaux de lavage du gaz de l'éclairage, la putréfaction des matières organiques azotées, urines, excréments.

61. D. Comment extrait-on l'ammoniaque des eaux de lavage ?

R. Avec l'acide sulfurique ou l'acide chlorhydrique.

62. D. Comment prépare-t-on l'ammoniaque (réaction) ?

R. En chauffant le chlorydrate d'ammoniaque avec la chaux : AZH^3, $HCL + CAO = HCL$, $CAO + (AZH^3)$. Si l'on veut l'obtenir sec, on le recueille sur le mercure ; si on le veut liquide, c'est dans l'appareil de Woulf.

63. D. Quels sont les caractères distinctifs de l'ammoniaque ?

R. C'est le seul gaz qui ramène au bleu le papier de tournesol ; il donne des vapeurs blanches en présence de l'acide chlorhydrique, de chlorhydate d'ammoniaque. Il est très-soluble dans l'eau, qui en dissout 670 fois son volume.

64. D. Quel est l'usage de l'ammoniaque en médecine ?

R. C'est l'agent respiratoire par excellence ; aussi l'emploie-t-on dans l'asphyxie. On l'emploie aussi comme caustique contre la morsure des animaux venimeux.

65. D. L'ammoniaque produit-elle des escarres dures ou molles ?

R. Elle produit des escarres molles, parce que c'est un fluidifiant du sang et de l'albumine.

66. D. Dans quel cas se produit-il de l'ammoniaque dans l'économie ?

R. Dans le cas d'urémie, l'urée se décompose, et il y a empoisonnement par le carbonate d'ammoniaque.

67. D. Combien trois volumes d'hydrogène et un volume d'azote forment-ils de volumes d'ammoniaque ?

R. Deux volumes par contraction.

68. D. Quelle est l'action du chlore sur l'ammoniaque ?

R. Le chlore décompose l'ammoniaque :

$$AZH^3 + CL^3 = 3\,HCL + (AZ).$$ C'est par ce procédé qu'on prépare l'azote.

69. **D.** Comment prépare-t-on le chlorure d'azote (réaction)?

R. En faisant agir un excès de chlore sur de l'ammoniaque : $AZH^3 + CL^3 + CL^3 = 3\,HCL + (AZCL^3)$, corps huileux qui détonne au moindre choc.

70. **D.** Quelle est l'action des hydracides sur l'ammoniaque?

R. L'ammoniaque se combine aux hydracides. Exemple : $HCL + AZH^3 = HCL, AZH^3$.

71. **D.** Qu'arrive-t-il si l'on fait passer de l'ammoniaque sur du cuivre ou du fer chauffés au rouge?

R. Il se forme un azoture de cuivre ou de fer.

72. **D.** Quelle est l'action des oxacides sur l'ammoniaque (réaction)?

R. Il y a combinaison; mais le sel ne peut s'engendrer qu'à la condition d'absorber une molécule d'eau : $SO^3, HO + AZH^3 = (HO, SO^3\,AZH^3)$.

PROPRIÉTÉS DE L'AMMONIUM.

73. **D.** Qu'est-ce que l'ammonium ?

R. C'est un métal composé ; sa formule est AZH^4, et ses composés peuvent être comparés à ceux du potassium.

74. D. Comment prépare-t-on l'amalgame d'ammonium (réaction) ?

R. En mélangeant HGK avec du chlorure d'ammonium HGK + AZH^4 CL = KCL + (HG, AZH^4), amalgame d'ammonium.

75. D. Que donne l'ammoniaque ou oxyde d'ammonium avec le bichlorure de platine (réaction) ?

R. Un précipité jaune, grenu, adhérent au vase, qui est un chlorure double d'ammonium et de platine : AZH^4 CL + PTCL^2 = (AZH^4 CL, PTCL^2). Cette réaction est la plus caractéristique de l'ammoniaque et de ses sels.

PROPRIÉTÉS DU SOUFRE.

76. D. D'où extrait-on le soufre ?

R. De la pyrite cuivreuse ou sulfure de cuivre, de la blinde ou sulfure de zinc, de la galène ou sulfure de mercure, du gypse, ou plâtre ou sulfure de chaux, que l'on peut distiller pour le séparer de la matière terreuse.

77. D. Quelles sont les différentes transformations du soufre ?

R. Il fond à 111 degrés; il devient visqueux, brun à 200. Si à cette température on le jette dans l'eau froide, il se prend en une masse brune tellement molle qu'on peut le tirer en fils comme du caoutchouc; puis, au bout de quelques jours, il redevient jaune opaque, cassant. Il bout à 400 degrés.

PROPRIÉTÉS DE L'ACIDE SULFUREUX.

78. D. Comment prépare-t-on l'acide sulfureux (réaction), propriétés ?

R. Soit en brûlant du soufre à l'air, soit en réduisant l'acide sulfurique par un métal ou par un métalloïde combustible (réaction : $CU + 2SO^3 = CUO, SO^3 + SO^2$ ou bien ($HG + 2SO^3 = HGO$, $SO^3 + SO^2$ ($C + 2SO^3 = CO^2 + (2SO^2)$ très-soluble dans l'eau; éteint les corps en combustion; décolorant).

79. D. Qu'arrive-t-il quand on met l'acide sulfureux en présence de l'acide iodique (réaction) ?

R. Il se fait de l'acide sulfurique et de l'iode : $5\,SO^2 + IO^5 = (5\,SO^3 + I)$.

80. D. Quelle réaction se passe-t-il quand on met l'acide sulfureux en présence de l'eau chlorurée, iodée, bromée (réaction) ?

R. $SO^2 + CL, HO = (CLH + SO^3)$.

PROPRIÉTÉS DE L'ACIDE SULFURIQUE ET DE L'EAU DE RABEL.

81. D. Comment prépare-t-on l'acide sulfurique ?

R. Avec de l'acide sulfureux, de l'acide azotique, de l'air et de la vapeur d'eau.

82. D. Que fait l'acide sulfureux en présence de l'acide azotique (réaction) ?

R. Il se change en acide sulfurique, et l'acide azotique en acide hypoazotique : $SO^2 + AZO^5 = S\,O^3 + AZO^4$.

83. D. Que devient l'acide hypoazotique en présence de la vapeur d'eau (réaction) ?

R. L'acide hypoazotique se dédouble en acide azotique et en bioxyde d'azote : $3\,AZO^4 + 2\,HO = 2\,AZO^5, HO + AZO^2$.

84. D. Que devient le bioxyde d'azote en présence de l'oxygène de l'air ?

R. L'oxygène le transforme en acide hypoazotique, qui, lui-même, en présence de
l'eau, se dédouble en bioxyde d'azote
et acide azotique.

85. D. Comment concentre-t-on l'acide sulfurique ?

R. On le fait bouillir dans des chaudières
de plomb pour évaporer l'eau, puis ensuite dans des chaudières de platine, où
on le concentre.

86. D. Comment le purifie-t-on ?

R. On le purifie des sulfates de plomb en le
distillant dans des cornues de verre, et
les sulfates, étant fixes, restent dans la
cornue. Pour le débarrasser des gaz ni-
treux, on le fait bouillir avec le sulfate
d'ammoniaque.

87. D. De quelle couleur sont les escarres de
l'acide nitrique et de l'acide sulfurique ?

R. Celles de l'acide sulfurique sont noires,
celles de l'acide nitrique jaunes.

88. D. Quels sont les contre-poisons de l'acide
sulfurique ?

R. Le blanc d'œuf et la magnésie.

89. D. Quels sont les caustiques que l'on fait
avec l'acide sulfurique ?

R. La pâte sulfosafranique de Velpeau et la pâte sulfocarbonique de Ricord.

90. D. Si l'on met 50 parties d'eau et 50 parties d'acide sulfurique, combien obtient-on de liquide mélangé?

R. 97, à cause de la contraction de $\frac{3}{100}$ qui a lieu, ce qui prouve la grande énergie de la combinaison de l'eau et de SO^3 et sa grande solubilité; de plus, il y a élévation de température.

91. D. Si l'on mêle 4 parties d'acide sulfurique à 1 de glace, que se passe-t-il, et pourquoi?

R. La température va au delà de 100°; — si au contraire l'on mêle 4 de glace avec 1 d'acide sulfurique, la température s'abaisse, parce que la glace, en fondant, absorbe plus de chaleur que celle qui provient de la combinaison.

92. D. Qu'est-ce que l'eau de Rabel?

R. C'est de l'acide sulfurique dissout dans trois parties d'alcool.

93. D. Quelle est la différence entre l'action de l'acide sulfurique et celle de l'ammoniaque sur les organes?

R. C'est que l'ammoniaque et les alcalis fluidifient le sang; l'acide SO^3, au contraire, le rend visqueux en l'épaississant, de là son emploi contre les hémorragies.

94. D. Par quoi réduit-on l'acide sulfurique?

R. 1° par les métaux ; 2° par les corps hydrocarbonés; 3° par les composés binaires métalliques, sulfures, iodures; 4° par les métalloïdes combustibles.

95. D. Quelle réaction se passera-t-il si l'on chauffe du cuivre et de l'acide sulfurique, en un mot un métal avec SO^3.

R. Il se forme de l'acide sulfureux $CU + 2S^3O, HO = CUO, SO^3 + 2HO + (SO^2$ acide sulfureux).

96. D. Quels sont les métaux qui ne sont pas attaqués par l'acide sulfurique ?

R. Seulement l'or et le platine.

97. D. Quelle réaction se passe-t-il si l'on met l'acide SO^3 en présence des métalloïdes combustibles ?

R. Il se forme de l'acide sulfureux $2 SO^3$ $HO + C = CO^2 + 2 SO^2$.

98. D. Quelle réaction se passe-t-il si l'on met l'acide sulfurique en présence d'un composé binaire ?

R. L'acide sulfurique le réduit $\dot{I} K + 2 SO^3 = KO, SO^3 + SO^2 + (\dot{I}.)$

99. **D.** Qu'arrive-t-il si l'on met l'acide sulfurique étendu d'eau en présence d'une combinaison binaire de métaux?

R. Il se forme un hydracide $KS + SO^3 + HO = KO, SO^3 = (HS)$.

100. **D.** L'acide sulfurique est-il monobasique pour Vurtz et quelle est sa formule?

R. Non; il est pour ce professeur bibasique, son symbole est $S^2 O^6$, $(2 HO)$.

101. **D.** Quels sont les sulfates insolubles?

R. Ceux de plomb, de baryte, de mercure, d'étain, de bismuth, d'antimoine.

102. **D.** Quels sont ensuite les sulfates les moins solubles?

R. Ceux d'argent, de strontiane et de chaux.

103. **D.** Quel est le caractère distinctif du sulfate de baryte des autres sels de baryte?

R. C'est que tous les sels de baryte sont solubles, excepté les sulfates.

104. **D.** Quels sont les caractères principaux de l'acide sulfurique?

R. 1° Il noircit les allumettes; — 2° en présence du cuivre il dégage de l'acide sulfureux; — 3° insoluble à l'état de sulfate de baryte; — 4° oléagineux et très-lourd ; — 5° immense affinité pour les bases ; — 6° il rougit le tournesol.

105. D. Comment prépare-t-on l'acide sulfurique de Nordhausen ; quel est son caractère ?

R. On le prépare par la distillation du sulfate de fer. — C'est un liquide brun fumant à l'air, mélangé d'acide sulfurique hydraté et anhydre.

PROPRIÉTÉS DE L'ACIDE SULFHYDRIQUE.

106. D. Comment prépare–t-on l'acide sulfhydrique (réaction) ?

R. Avec du sulfure de fer et de l'acide sulfurique hydraté $FES + HO, SO^3 = FEO, SO^3 + (HS)$, ou bien avec le sulfure d'antimoine et l'acide chlorhydrique $H^3 CL^3 + SBS^3 = SBCL^3 + (3 HS)$.

107. D. Pourquoi l'acide sulfhydrique noircit-il le sang ?

R. Parce qu'il donne lieu à du sulfure de fer.

108. D. Que devient l'acide sulfhydrique en présence du chlore, du brome et de l'iode (réaction) ?

R. Il perd son hydrogène. $I + HS = HI + S$.

109. D. Avec quoi dose-t-on les eaux sulfureuses ?

R. Avec l'iode.

110. D. Quel est le contre-poison de l'acide sulfhydrique ?

R. Le chlore.

111. D. Que devient l'acide arsénieux en présence de l'acide sulfhydrique (réaction) ?

R. Il se forme du sulfure d'arsenic et de l'eau $ASO^3 + H^3 S^3 = 3 HO + ASS^3$.

112. D. Comment est le précipité que donne l'acide sulfhydrique avec l'azotate d'argent et de plomb (réaction)?

R. Il est noir. $HS + PBO, AZO^5 = HO AZO^5 + (PBS$ sulfure de plomb noir).

113. D. De quelle couleur est le précipité que donnent les sels d'antimoine avec l'acide sulfhydrique ?

R. Il est orangé.

114. D. De quelle couleur est le précipité que donnent les sels de zinc avec l'acide sulfhydrique ?

R. Il est blanc.

115. D. Quels sont les caractères distinctifs de l'acide sulfhydrique ?

R. 1° Odeur d'œuf pourri ; — 2° combustible ; — 3° dépôt de soufre par le chlore et l'iode ; — 4° précipité jaune par l'acide arsénieux ; — 5° précipité noir avec les sels de plomb.

PROPRIÉTÉS DES SULFURES.

116. D. Quels sont les sulfures solubles ?

R. Tous ceux de la première section, tous les autres sont insolubles.

117. D. Que deviennent les sulfures en présence du chlore, du brome et de l'iode (réaction) ?

R. Le chlore se combine avec les métaux et le soufre précipité $KS + CL = KCL + (S)$.

118. D. Que deviennent les sulfures solubles en présence de l'azotate de plomb (réaction) ?

R. Ils donnent lieu à du sulfure de plomb $KS + PBO, AZO^5 = KO, AZO^5 + SPB$, sulfure de plomb noir.

119. D. Que deviennent les polysulfures en présence de l'acide chlorhydrique (réaction) ?

R. Ils donnent lieu à de l'acide sulfhydrique

et à du soufre $KS^2 + HCL = KCL + HS + (S)$.

120. **D.** Que deviennent les monosulfures en présence de l'acide chlorhydrique ?

R. Ils donnent lieu à de l'acide sulfhydrique.

PROPRIÉTÉS DU CHLORE.

121. **D.** Comment prépare-t-on le chlore (réaction) ?

R. En chauffant l'acide chlorhydrique avec le bioxyde de manganèse $MNO^2 + H^2 CL^2 = 2 HO + MNCL + (CL)$.

122. **D.** Comment prépare-t-on l'acide chlorhydrique (réaction) ?

R. Avec le chlorure de sodium et l'acide sulfurique $NACL + SO^3 HO = NAO, SO^3 + HCL$, ou bien en ajoutant du bioxyde de manganèse $MNO^2 + NACL + 2 SO^3 = MNO, SO^3 + NAO, SO^3 + HCL$; dans ce dernier cas, au lieu d'agir successivement comme dans le premier, on agit immédiatement.

123. **D.** Comment prépare-t-on l'eau chlorurée ?

R. En faisant passer le chlore dans l'appareil de Woulf.

124. **D.** Dans quel cas deux volumes égaux de

chlore et d'hydrogène se combinent-
ils avec explosion ?

R. Quand on les expose à la lumière du so-
leil.

125. D. Quels sont les corps pour lesquels le
chlore a de l'affinité ?

R. Très-peu pour l'oxygène, beaucoup pour
les métalloïdes combustibles, les métaux, les sulfures et les iodures.

126. D. Que fait le chlore en présence des composés hydrogénés.

R. Il les décompose $HS + CL = HCL + S$.

127. D. Pourquoi le chlore est-il antiputride ?

R. Parce qu'il décompose les matières en
putréfaction en s'emparant de l'hydrogène de l'acide sulfhydrique qu'elles dégagent.

128. D. Pourquoi le chlore est-il un oxydant ?

R. Parce que, s'emparant de l'hydrogène, il
laisse en liberté l'oxygène qui, à l'état
naissant, se combine facilement aux autres corps.

PROPRIÉTÉS DES CHLORURES.

129. D. Quels sont les caractères distinctifs des chlorures, des iodures, des bromures et des cyanures ?

R. 1° Par l'azotate d'argent les chlorures donnent un précipité blanc caillebotté de chlorure d'argent insoluble dans l'acide nitrique, soluble dans l'ammoniaque.

2° Les iodures donnent un précipité blanc jaunâtre d'iodure d'argent soluble dans l'acide nitrique, insoluble dans l'ammoniaque.

3° Les bromures, un précipité blanc de bromure d'argent insoluble dans l'acide nitrique, se dissolvant un peu dans l'amoniaque.

4° Les cyanures, un précipité blanc de cyanure d'argent insoluble dans l'ammoniaque, soluble dans l'acide nitrique, bouillant avec odeur d'amandes amères.

130. D. Combien y a-t-il de combinaisons du chlore avec l'oxygène ?

R. 5. CLO, CLO^3, CLO^4, CLO^5, CLO^7 ; le 5ᵐᵉ est soluble, le 4ᵐᵉ est liquide, les 3 premiers gazeux, jaunes rougeâtres.

131. D. Comment obtient-on l'acide chloreux ?

R. En agitant du chlore avec du mercure
$2 HGO + CL^2 = HGCL + HGO + CLO.$

132. D. Combien y a-t-il d'hypochlorites?

R. 3, l'hypochlorite de chaux, l'hypochlorite de soude, liqueur de Labaraque, l'hypochlorite de potasse, eau de javelle.

133. D. Comment produit-on les hypochlorites (réaction)?

R. En faisant passer un courant de chlore dans une lessive de soude ou de potasse, ou de chaux $CL^2 + 4 KO, CO^2 = 2 KO CO^2 + KCL + CLO, KO.$

134. D. Qu'est-ce qu'une hypochlorite?

R. Un mélange de chlorure et d'hypochlorite ayant un métal commun.

135. D. Quel est le caractère des chlorates?

R. C'est de fuser sur les charbons.

136. D. Comment distingue-t-on un sel de potasse d'un sel de soude?

R. C'est que l'acide hyperchlorique précipite la potasse et pas la soude.

PROPRIÉTÉS DE L'ACIDE CHLORYDRIQUE.

137. D. Comment obtient-on l'acide chlorhydrique?

R. En traitant le chlorure de sodium par l'acide sulfurique hydraté.

138. D. Quels sont les caractères de l'acide chlorhydrique?

R. Il fume à l'air en répandant des vapeurs blanches, — éteint les corps en combustion, — odeur irritante, — l'eau en dissout 500 fois son volume à zéro.

139. D. Comment prépare-t-on le perchlorure de fer (réaction)?

R. $FEO^3 + H^3 CL^3 = 3 HO + (FE^2 CL^3)$.

140. D. Les chlorures sont-ils tous solubles dans l'eau?

R. Oui, à l'exception du calomel protochlorure de mercure, et de ceux d'argent et de plomb.

PROPRIÉTÉS DE L'IODE ET DU BROME.

141. D. Comment prépare-t-on l'iode (réaction)?

R. En chauffant l'iodure de sodium avec l'acide sulfurique et le peroxyde de manganèse $INA + MNO^2 + 2 SO^3 = MNO, SO^3 + NAO, SO^3 + (I)$.

142. D. Que fait l'iode en se combinant avec l'amidon?

R. Il donne une teinte bleue qui disparaît
en chauffant et reparaît en refroidissant,
à moins qu'on n'ait chauffé jusqu'à l'é-
bullition, parce qu'alors l'acide iodique
et iodhydrique se sont volatilisés.

143. D. Quel précipité donne l'iode avec l'azotate d'argent?

R. Un précipité jaune qui ne se dissout pas
dans l'ammoniaque.

144. D. Comment prépare-t-on l'acide iodhydrique (réaction)?

R. Avec du phosphore, de l'iode et de l'eau
$$I^5 + PH + 5 HO = PHO^5 + (5 HI).$$

145. D. Quelle est l'action du brome sur l'amidon?

R. Il le jaunit : $BRH + CL = HCL + BR$
et l'amidon jaunit.

PROPRIÉTÉ DU CYANOGÈNE. BLEU DE PRUSSE. ACIDE
PRUSSIQUE.

146. D. Quel est le symbole du cyanogène et de
l'acide cyanhydrique.

R. Le cynanogène a pour symbole $C^2 AZ$,
et l'acide cyanhydrique $H, C^2 AZ$.

147. D. Comment obtient-on le cyanure de
potassium (réaction)?

R. En faisant passer un courant d'air sur

du charbon chauffé au rouge et de la
potasse, ensuite on lessive le charbon
et on évapore $O + AZ + 4C + KO = 2CO + (C^2 AZK)$.

148. D. Quelle est la couleur du cyanogène
quand il brûle, et que produit-il ?

R. Il brûle avec une flamme pourpre caractéristique, et produit de l'azote et de
l'acide carbonique $C^2 AZ + O^4 = AZ + 2CO^2$.

149. D. Qu'est-ce que le bleu de prusse ?

R. C'est un cyanure double de fer hydraté
$FE^2 CY^3 + FECY + AQ$.

150. D. Comment prépare-t-on l'acide prussique ?

R. En chauffant du bleu de prusse, de l'a-
cide sulfurique et de l'eau $FE^3 CY^4 + H^4 O^4 + 4SO^3 + 7AQ = FE^3 O^4$,
$4SO^3 + 7AQ + (CY^4 H^4$ qui distille$)$,
c'est l'acide prussique dont la formule
est $(H.C^2 AZ)$.

151. D. A quelle température se volatilise l'acide
prussique ?

R. A 26°, ce qui le rend très-dangereux.

152. D. Que devient l'acide prussique en présence de l'eau ?

R. Il se décompose et produit du formiate
d'ammoniaque qui est sans danger.

153. D. Quel est le contre-poison de l'acide prus-
     sique?

     R. L'ammoniaque, parce qu'il le neutralise.

154. D. Que devient l'acide cyanhydrique en
     présence des chloracées (réaction)?

     R. Le cyanogène se dégage $HCY + CL = HCL + (CY$.

155. D. Que se passe-t-il quand on met en pré-
     sence du cyanure de potassium et du
     sulfate ferroso-potassique (réaction)?

     R. Il se forme du bleu de prusse $4 KCY + FEO, SO^3 : FE^2 O^3\ 3\ SO^3 = 4\ KO, SO^3 + (FECY, FE^2\ CY^3$ bleu de
     prusse).

156. D. Quelles sont les combinaisons du cyano-
     gène avec l'oxygène?

     R. Il y en a trois, l'acide cyanurique qui est
     tribasique, l'acide cyanique monobasique
     et l'acide fulminique.

157. D. Comment l'azote, l'arsenic et le phos-
     phore se ressemblent-ils chimique-
     ment?

     R. Parce qu'ils se combinent tous les trois
     de la même manière avec l'hydrogène
     $AZH^3\ ASH^3\ PHH^3$; il en est de même
     de leur combinaison avec l'oxygène
     $AZO^3 AZO^5\ ASO^3 ASO^5\ PHO^3 PHO^5$.

PROPRIÉTÉS DU PHOSPHORE.

158. D. Dans quoi se dissout le phosphore ?

R. Dans la benzine, l'alcool, l'éther, les huiles essentielles et le sulfure de carbone.

159. D. Que devient le phosphore chauffé à 250° ?

R. Il devient rouge, insoluble dans le sulfure de carbone et amorphe allotropique; il devient encore rouge quand on l'expose à la lumière solaire.

160. D. Que devient le phosphore dans les chloracées ?

R. Il brûle $PHCL^3$.

161. D. Le phosphore rouge est-il vénéneux ?

R. Non; il n'est pas dangereux ni irritant comme le phosphore blanc ?

162. D. Comment prépare-t-on les allumettes au phosphore rouge ?

R. On met le chlorate de potasse sur les allumettes et le phosphore rouge sur une plaque.

162 *bis*. D. Comment retire-t-on le phosphore des os ?

R. En les calcinant et traitant la cendre d'os

par l'acide sulfurique; cet acide se combine à la chaux et met à nu l'acide phosphorique que l'on traite par le charbon en poudre; chauffé au rouge, le phosphore distille dans l'eau, puis on le filtre à travers une peau de chamois.

PROPRIÉTÉS DE L'ACIDE PHOSPHORIQUE, DES PHOSPHATES ET ACIDE PHOSPHOREUX.

163. D. Comment obtient-on l'acide phosphorique anhydre PHO^5?

R. En brûlant le phosphore. Cet acide est sous forme de flocons blancs, réductible par le charbon, — ne rougit pas le tournesol; — si on le jette dans l'eau, il donne le bruit de fer rouge.

164. D. Combien y a-t-il de combinaisons de l'acide phosphorique avec l'hydrogène?

R. 3. PHO^5 HO acide monobasique monohydraté métaphosphorique, — PHO^5 2 HO acide bihydraté, bibasique, pyrophosphorique, — PHO^5 3 HO acide tribasique trihydraté.

165. D. Comment distingue-t-on ces 3 acides les uns des autres?

R. Par l'azotate d'argent et l'albumine.

1° L'acide normal tribasique PHO^5 3 HO donne un précipité jaune de phosphate d'argent tribasique et ne précipite pas l'albumine; 2° l'acide métaphosphorique PHO^5 HO donne un précipité blanc de phosphate d'argent monobasique et coagule l'albumine ; 3° l'acide pyrophosphorique PHO^5 2 HO donne un précipité blanc de phosphate d'argent bibasique et ne coagule pas l'albumine.

166. **D.** Comment obtient-on l'acide phosphorique normal PHO^5 3 HO ?

R. En chauffant le phosphore avec l'acide azotique $PH + 5AZO^5 + AQ = 5AZO^4 + (PHO^5 3 HO)$.

167. **D.** Qu'arrive-t-il quand on chauffe au rouge l'acide phosphorique normal ?

R. Il perd une molécule d'eau et se change en acide pyrophosphorique PHO^5 2 HO. Si on pousse encore plus haut la chaleur, il se change en métaphosphorique PHO^5 HO, mais on a beau chauffer ensuite, on ne peut lui enlever HO qui reste.

168. **D.** Comment distingue-t-on le phosphate de baryte du sulfate de baryte ?

R. Parce que le phosphate de baryte est soluble dans l'acide nitrique et chlorydrique et que le sulfate ne l'est pas.

169. D. Quels sont les caractères distinctifs des phosphates ?

R. Par l'azotate d'argent précipité jaune, par le chlorydrate d'ammoniaque précipité blanc, par l'acétate de chaux précipité blanc soluble dans l'acide azotique.

170. D. Quelle est la propriété de l'acide phosphoreux ?

R. C'est de réduire et de noircir les sels d'argent, mais il ne réduit pas les sels de cuivre, ce qui le distingue de l'acide hypophosphoreux.

PROPRIÉTÉS DE L'ARSENIC, DE L'ACIDE ARSÉNIQUE ET DE L'HYDROGÈNE ARSÉNIÉ.

171. D. Comment prépare-t-on l'arsenic (réaction).

R. En chauffant l'arsénio-sulfure de fer avec du fer. ASFE, FE S² = FE² S² + (A S).

172. D. Comment prépare-t-on l'acide arsénique (réaction) ?

R. En chauffant l'arsenic avec l'acide

nitrique $AS + 5AZO^5 = 5AZO^4 +$ (ASO).

173. D. Quelles sont les propriétés de l'hydro-gène arsénié ASH^3 ?

R. Gaz fétide décomposé par la chaleur ; brûlant avec une flamme bleue, en donnant de l'arsenic et de l'eau $ASH^3 + O^3 = 3HO + AS$, il réduit les sels d'or, d'argent et de cuivre.

174. D. Quelle est la réaction qui a lieu quand on met en présence l'hydrogène arsénié et un sel d'argent ?

R. Il réduit le sel d'argent $ASH^3 + 6AGO$, $6AZO^5 = 3HO + ASO^3 + 6AZO^5 +$ (AG^6).

175. D. Combien y a-t-il de combinaisons d'oxy-gène et d'arsenic ?

R. L'acide arsénieux ASO, l'acide arsé-nique ASO^5.

PROPRIÉTÉS DE L'ACIDE ARSÉNIEUX, APPAREIL
DE MARSH.

176. D. Quelles sont les propriétés de l'acide arsénieux ?

R. Vitreux à l'intérieur, opaque à la sur-face, — soluble dans vingt-cinq parties d'eau, — inodore, — répandant l'odeur d'ail quand on le jette sur les charbons ardents.

177. D. Quelle est la réaction qui se passe dans l'appareil de Marsh?

R. $H^6 O^6 + 6 SO^3 + ZN^6 + ASO^3 = 6 ZNO, SO^3 + 3 HO + (ASH^3)$, hydrogène arsénié: quand on allume l'hydrogène arsénié et qu'on place un corps froid devant la flamme, il se dépose de l'arsenic et de l'eau.

178. D. Comment savoir si l'on a affaire à des taches d'arsenic ou d'antimoine?

R. C'est que ces dernières ne se colorent pas en rouge briqueté par l'azotate d'argent, comme le font les taches arsenicales.

179. D. Comment transforme-t-on l'acide arsénieux en acide arsénique?

R. Par l'acide azotique ou l'eau régale, $ASO^3 + 2 AZO^5 = 2 AZO^4 + (ASO^5)$ ou bien par l'eau chlorurée.

SULFURES D'ARSENIC.

180. D. Comment est le précipité de l'acide arsénieux et celui de l'acide arsénique avec l'azotate d'argent?

R. L'acide arsénieux avec l'azotate d'argent

donne un précipité jaune, l'acide arsénique un précipité rouge briqueté d'arséniate d'argent ?

181. D. Combien y a-t-il de sulfures d'arsenic naturels ?

R. Deux, l'orpiment ASS^3 ou sulfure jaune et le réalgar ASS^2 ou sulfure rouge d'arsenic.

OXYDE DE CARBONE, ACIDE CARBONIQUE, SULFURE DE CARBONE, HYDROGÈNE PROTO ET BICARBONÉ, HUILE DES HOLLANDAIS.

182. D. Comment prépare-t-on l'oxyde de carbone ?

R. En chauffant l'acide oxalique, il se décompose en acide carbonique et oxyde de carbone $C^2 O^3 = CO^2 + CO$.

183. D. Comment obtient-on l'acide carbonique (réaction) ?

R. En traitant le marbre blanc par l'acide chlorydrique $CAO, CO^2 + HCL = CACL + HO + (CO^2)$.

184. D. Pourquoi un excès d'acide carbonique dissout-il le carbonate de chaux ?

R. Parce qu'il le transforme en bicarbonate de chaux soluble.

185. D. Quel est le caractère du sulfure de carbone?

R. C'est un liquide huileux, fétide, incolore, plus lourd que l'eau, qui dissout l'iode avec une couleur violette caractéristique; — très-combustible, il brûle avec une flamme bleue, en répandant l'odeur d'acide sulfureux.

186. D. Quelles sont les différentes combinaisons du carbone avec l'hydrogène?

R. L'hydrogène protocarboné $C^2 H^4$, gaz des marais, — l'hydrogène bicarboné $C^4 H^4$ ou éthilène, gaz d'éclairage.

187. D. Qu'est-ce que l'huile des Hollandais (quelle est sa formule)?

R. C'est du chlore et de l'hydrogène bicarboné $C^4 H^4 C^2$ $C^4 H^4 CL^2$.

BORE, SILICIUM, ACIDE SILICIQUE.

188. D. Comment obtient-on le bore (réaction)? Caractères du bore.

R. En chauffant l'acide borique avec le potassium $B O O^3 + K^3 = 3 K O + (B O)$, poudre noire qui brûle avec une flamme verte dans l'alcool.

189. D. Comment obtient-on l'acide silicique hydraté?

R. En le précipitant d'un silicate alcalin par l'acide chlorydrique ; il est gélatineux.

190. D. Comment obtient-on le silicium ?

R. En décomposant le fluorure de silicium par le potassium $SIFL^3 + K^3 = 3\,KFL + (SI)$, qui est en poudre noire, qui brûle avec flamme blanche.

191. D. En quoi le verre, le cristal, l'émail, la porcelaine diffèrent-ils ?

R. Le verre est un silicate double de potasse ou de soude ou de chaux. — Le cristal, silicate double de soude et de plomb. — L'émail, silicate double de soude et d'étain. — La porcelaine, silicate double de soude et d'alumine.

192. D. Comment caractérise-t-on la nature d'un acide.

R. Par le nitrate d'argent, la chaux ou la baryte.

193. D. Quels sont les agents réducteurs des corps oxygénés?

R. Le cuivre et le charbon.

194. D. Comment déshydrate-t-on un corps ?

R. Par l'acide azotique, le chlore ou le
bioxyde de manganèse SH + CL =
CLH + (S).

195. D. Quel est le caractère distinctif des hydracides ?

R. C'est qu'ils précipitent tous par les sels
d'argent.

CHAPITRE II

Les métaux et leurs composés.

GÉNÉRALITÉS SUR LES MÉTAUX.

196. D. Quelles différences y a-t-il entre les métaux et les métalloïdes?

R. Les métalloïdes ne donnent pas d'oxydes basiques tandis que les métaux en donnent, c'est là ce qui caractérise les métaux des métalloïdes.

197. D. Comment juge-t-on de l'oxydabilité d'un métal?

R. Par son action sur l'air, sur l'eau ou sur les oxacides.

198. D. En quoi les alliages diffèrent-ils des métaux.

R. Parce qu'ils sont plus durs, plus cassants, plus fusibles que les métaux qui les constituent et moins oxydables, ce qui les rend très-utiles.

199. D. De quoi est composé l'alliage de Darcet et à quel degré fond-t-il?

R. Il est composé de bismuth, de plomb, d'étain, et fond à 94o.

200. D. Quand l'oxydation d'un métal a-t-elle lieu aux dépens de l'oxygène de l'eau de l'acide? quand a-t-elle lieu aux dépens de l'acide lui-même?

R. Les métaux de la troisième section s'oxydent aux dépens de l'eau de l'acide sulfurique étendu, tandis que les métaux de la quatrième et cinquième sections s'oxydent par l'oxygène même de l'acide et il se dégage de l'acide sulfureux $CU\ SO^3\ HO + SO^3\ HO = CUO, SO^3 + 2\ HO + SO^2$.

GÉNÉRALITÉS SUR LES OXYDES.

201. D. Comment divise-t-on les oxydes?

R. 1° En oxydes basiques MNO; 2° en oxydes acides MNO^3; 3° en oxydes indifférents ou neutres $MN^2\ O^3$ qui jouent indifféremment le rôle de base ou d'acide; 4° les oxydes salins qui sont composés de deux oxydes, un qui joue le rôle de base, l'autre celui d'acide $MN^3 O^4$ $= MN^2 O^3$, MNO manganate d'oxyde de manganèse ; 5° les oxydes singuliers qui ne se combinent aux acides qu'après avoir abandonné de l'oxygène MNO^2 $+ SO^3 = MNO, SO^3 + O$.

202. D. De quelle couleur sont les oxydes des deux premières sections et ceux d'étain, de zinc et d'antimoine?

R. Blancs.

203. D. De quelle couleur sont le bioxyde de manganèse, le peroxyde de fer, la litharge, le minium, l'oxyde d'argent, l'oxyde do cobalt?

R. Le peroxyde de fer est brun, le bioxyde de manganèse est noir, la litharge est jaune, le minium est rouge ou brun, l'oxyde d'argent est vert olive, l'oxyde de cobalt est bleu.

204. D. Combien y a-t-il d'oxydes d'antimoine et comment les obtient-on?

R. Il y en a trois, SBO^3 qu'on obtient en chauffant à l'air SBO^4 avec l'acide nitrique, SBO^5 avec l'eau régale.

205. D. Comment prépare-t-on les oxydes?

R. 1° Par oxydation du métal soit par un

agent oxydant, air, acide nitrique, eau régale; 2° par précipitation en déplaçant un oxyde de son sel par une base plus forte ; 3° par calcination MGO, $CO^2 = MGO + CO^2$.

GÉNÉRALITÉS SUR LES SELS.

206. D. Qu'est-ce qui détermine le genre d'un sel, qu'est-ce qui détermine son espèce ?

R. L'acide donne le genre, la base donne l'espèce.

207. D. Qu'est-ce qu'un sel neutre ?

R. L'on appelle neutre tout sulfate, tout azotate, tout carbonate où le rapport de l'oxygène de la base à celui de l'acide sera : : 1 : 3 : : 1 : 5 : : 1 : 2.

208. D. Qu'est-ce qui détermine la coloration dans les sels.

R. C'est la base ; c'est ainsi que les sels de nickel sont verts, ceux de cobalt bleus, les sels ferriques bruns, les sels ferreux verts, ceux de chrome violets.

209. D. Quelle est la forme cristalline des bromures, chlorures, iodures ?

R. Ils cristallisent en cube.

210. D. Quels sont les sels solubles dans l'eau ?

R. Tous les azotates, acétates et chlorates, quelle que soit la base.

211. D. Tous les sulfates sont-ils solubles ?

R. Oui, excepté six : ceux de plomb, de mercure, de baryte, de bismuth, d'antimoine et d'étain.

212. D. Les phosphates, les carbonates, les arsénites, les arséniates, les borates, les iodates sont-ils solubles ?

R. Non, excepté les trois alcalins de potasse, de soude et d'ammoniaque.

213. D. Quels sont les iodures qui sont solubles ?

R. Ceux des trois premières sections seulement.

214. D. Tous les chlorures sont-ils solubles ?

R. Oui, excepté trois: ceux d'argent, le protochlorure de mercure et le chlorure de plomb.

215. D. Quels sont les sulfures solubles ?

R. Ceux de la première section seulement.

216. D. Quels sont les carbonates et les sulfates qui sont indécomposables à la chaleur ?

R. Ce sont les sulfates de la première section et les carbonates alcalins, à cause de la grande affinité de l'acide pour la base.

217. D. Comment reconnaît-on un nitrate?

R. En le traitant par l'acide sulfurique il se dégage des vapeurs blanches d'odeur nitreuse d'acide nitrique $KO,AZO^5 + SO^3 = KO,SO^3 + AZO^5$.

218. D. Comment reconnaît-on que l'on a affaire à un chlorure, — à un chlorate, — à un sulfure. — à un cyanure ou bien à un bromure?

R. C'est qu'avec les chlorures, l'acide sulfurique donne des vapeurs blanches d'acide chlorhydrique; — avec les chlorates il donne des vapeurs jaunes d'acide hypochlorique; — avec les sulfures il donne de l'hydrogène sulfuré avec odeur d'œuf pourri; — avec les cyanures il donne de l'acide cyanhydrique avec odeur d'amandes amères. — Avec les bromures il donne de l'acide bromhydrique avec dégagement de vapeurs rougeâtres de brome.

219. D. Qu'arrive-t-il quand on verse de l'acide sulfhydrique sur un sel métallique?

R. Il se forme un sulfure insoluble avec les

métaux des trois premières sections et
la couleur du sulfure le caractérise.

220. D. Quelle est la couleur du sulfure de plomb,
d'argent, de cuivre, d'antimoine, d'é-
tain ?

R. Les sulfures de plomb et d'argent sont
noirs, celui de cuivre est brun noir,
celui d'antimoine est orange et celui
d'étain est jaune.

221. D. Quelle est l'action du chlore sur les sulfures, les iodures, les bromures et les
chlorures?

R. Avec les sulfures le chlore donne un
précipité blanc jaunâtre de soufre; —
avec les iodures, un précipité noirâtre
d'iode qui brunit la liqueur et bleuit
l'amidon ; avec les bromures, du
brome qui donne une couleur brune
ou rouge et qui jaunit l'amidon ; —
avec les chlorures il ne donne rien et
l'amidon n'est ni jauni ni bleu.

222. D. Quelle réaction se passera-t-il si l'on
met en présence un sulfure de potassium
et du chlore?

R. $SK + CL = KCL + S$ la réaction sera
la même pour les iodures et les bromures.

223. D. Pour mettre en liberté l'élément négatif d'un sel aloïde comment s'y prend-
t-on ? soit CL,NA.

R. On fait chauffer ce sel avec l'acide sulfurique et le bioxyde de manganèse. —
$CLNA + MNO^2 + 2\ SO^3 = NAO,$
$SO^3 + MNO,SO^3 + (CL).$

224. D. Quels sont les sels qui sont irréductibles
par le charbon ?

R. Les borates, silicates et les phosphates
tribasiques de la première section.

225. D. Quels sont les sels qui sont réduits par
le charbon en fusant ?

R. Les nitrates , les chlorates, les bro-
mates et les iodates.

226. D. Quels sont les sels qui sont réduits par
le charbon sans fuser (réaction) ?

R. Les sulfates , phosphates , arsénite et
arséniates, carbonates : $CAO, SO^3 + C^2$
$= C^2O^4 + (CAS).$

227. D. En quoi sont réduits les sulfates, les arséniates, les phosphates et les carbonates
traités par le charbon et comment les
reconnaît-on ?

R. Les sulfates sont réduits en sulfures, qui,
traités par l'acide chlorhydrique, répan-

dent l'odeur d'œufs pourris; — les arséniates sont réduits en arsenic, qui, à [l'air,
donne l'odeur d'ail; — les phosphates
sont réduits en phosphures qui, dans
l'eau bouillante, donnent de l'hydrogène
phosphoré puant et inflammable; — en-
fin, les carbonates abandonnent le
métal avec effervescence.

ACTION DES MÉTAUX SUR LES SELS ET ACTION DES ALCALIS SUR LES SELS.

228. D. Quelle est l'action des métaux sur les
sels?

R. Un métal d'une section antérieure rem-
place toujours un métal d'une section
postérieure; c'est ainsi que le zinc rem-
place le cuivre, mais que le cuivre ne
peut déplacer le zinc.

229. D. Qu'est-ce que c'est que le flux noir?

R. C'est un mélange de charbon et de potasse qui, chauffé avec les sels métalliques des dernières sections, déplace le
métal.

230. D. Quelle réaction se passe-t-il quand on
chauffe du phosphate de plomb avec du
flux noir?

R. PBO, PHO^5 + (KO + C) = KO, PHO^5
+ CO + PB.

231. D. Quelle est l'action des alcalis sur les
sels?

R. Ils déplacent la base des sels et servent
à les reconnaître.

LOIS DE MALAGUTI ET DE BERTHOLLET SUR LES MÉTAUX.

232. D. Quelle est la loi de Malaguti?

R. Lorsqu'on met en présence deux sels de
bases et d'acides différents il y a décomposition partielle; l'acide le plus fort se
combine en plus grande proportion à la
base la plus forte et en proportion
moindre à la base la plus faible.

233. D. Comment prépare-t-on les sels?

R. Soit en traitant un métal par un acide,
— ou bien en traitant un carbonate de
la base que l'on veut avoir par l'acide
sulfurique, c'est par ce dernier procédé
que l'on prépare le sulfate de magnésie.

234. D. Dans quel cas la double décomposition
a-t-elle lieu d'après les lois de Berthollet
et de Dulong?

R. 1° Lorsque deux sels sont solubles et

qu'il peut se faire un sel insoluble, la double décomposition a lieu.

2° Lorsque deux sels sont fixes et que par la chaleur il peut se faire un sel volatil, la double décomposition a lieu.

3° Lorsque deux sels sont infusibles et qu'il peut s'en former un fusible, la double décomposition a lieu.

235. D. Donnez un exemple de la première loi et de la seconde.

R. $PBO, AZO^5 + KI = KO, AZO^5 +$ (PBI étant insoluble) $HGO, SO^3 + NACL = NAO, SO^3 +$ (HGCL étant volatil).

POTASSIUM, SODIUM, BARIUM, STRONTIUM ET LEURS COMPOSÉS.

236. D. Comment prépare-t-on le potassium ou le sodium ?

R. En chauffant du carbonate de potasse ou de soude avec du charbon $KO CO^2 + C^2 = 3CO + K$.

237. D. Comment prépare-t-on la potasse à la chaux (réaction) ?

R. En faisant bouillir dans un lait de chaux

du carbonate de potasse. $KO\,CO^2\,+$ $CAO, HO = CAO, CO^2 + (KO, HO$ potasse à la chaux), ainsi appelée parce qu'on la prépare avec la chaux.

238. D. Comment la purifie-t-on?

R. En la traitant par l'alcool qui dissout les sels de potasse et non ceux de chaux, puis l'on distille.

239. D. Quelle est l'action de la potasse sur l'albumine et les matières azotées?

R. Elle les dissout, aussi joue-t-elle le rôle de caustique fluidifiant.

240. D. De quoi est composé le caustique de Vienne?

R. De cinq parties de potasse à la chaux et de six parties de chaux vive, on en fait une pâte avec l'alcool. Le caustique de Vienne ne se répand pas sur les parties voisines comme le fait la potasse caustique.

241. D. Quels sont les caractères de la solution de potasse?

R. Elle bleuit le tournesol, donne par le chlorure de platine un précipité jaune grenu de chloro-platinate de potassium $(KC$ $L + PTCL^2).$

242. D. Comment distingue-t-on les sels d'ammoniaque des sels de potasse ?

R. C'est qu'en traitant les sels d'ammoniaque avec la chaux, ils donnent une odeur d'ammoniaque $CAO + CLH, AZH^3 = CLH, CAO + (AZ,H^3)$.

243. D. Comment distingue-t-on un sel de soude d'un sel de potasse ?

R. C'est que la soude ne précipite ni par le chlorure de platine, ni par le sulfate d'alumine, ni par l'acide tartrique comme le fait la potasse, mais elle donne par l'antimoniate de potasse un précipité blanc d'antimoniate de soude.

244. D. Quels sont les caractères chimiques du chlorure de sodium ?

R. Par l'azotate d'argent, précipité blanc caséeux de chlorure d'argent soluble dans l'ammoniaque, insoluble dans l'acide nitrique ; par l'acide sulfurique il donne de l'acide chlorhydrique. $NA, CL + SO^3HO = NAO . SO^3 + (HCL.)$

245. D. Quels sont les caractères chimiques du sulfate de soude ?

R. Insoluble dans l'acide chlorhydrique, insoluble dans l'acétate de baryte, réduit en sulfure par le charbon.

246. D. Quel est le caractère distinctif du carbonate de soude ?

R. C'est d'être soluble avec effervescence d'acide carbonique dans l'acide chlorhydrique.

247. D. Comment prépare-t-on le borax artificiel (réaction) ?

R. En faisant bouillir le carbonate de soude avec l'acide borique $2BOO^3 + NAO,CO^2 = (NAO, 2BOO^3 \text{ borax}) + CO^2$.

248. D. En quoi le borax artificiel diffère-t-il du barax naturel ?

R. Le borax artificiel est octaédrique et n'a que cinq équivalents d'eau, tandis que le naturel est en prismes et a dix équivalents d'eau.

249. D. Quel est le caractère distinctif du borax ou borate de soude ?

R. C'est que traité par l'acide sulfurique il dépose de l'acide borique qui colore la flamme de l'alcool en vert.

250. D. Quel est le caractère du phosphate de soude ?

R. C'est de précipiter par l'azotate d'argent en phosphate tribasique d'argent jaune.

251. D. Qu'est-ce que la liqueur de Labaraque ?

R. C'est un hypochlorite de soude.

252. D. Comment prépare-t-on la potasse du commerce ou carbonate de potasse KO, CO^2 ?

R. En chauffant du sulfate de potasse avec de la craie et du charbon, ou en brûlant la crème de tartre.

253. D. Comment obtient-on l'azotate de potasse (réaction) ?

R. En traitant le nitrate de soude par le chlorure de potassium $NAO, AZO^5 + KCL = NA, CL + AZO^5 KO$.

254. D. Comment reconnaît-on l'azotate de potasse ?

R. Parce qu'il fuse sur les charbons ardents, qu'il répand des vapeurs blanches avec l'acide sulfurique et des vapeurs rutilantes quand on ajoute du cuivre.

255. D. Qu'est-ce que l'eau de javelle ?

R. C'est de l'hypochlorite de potasse.

256. D. Comment reconnaît-on que l'on a affaire à de l'iodure de potassium ?

R. C'est que si l'on traite l'iodure de potassium par l'azotate de plomb, l'on a un précipité jaune d'iodure de plomb caractéristique.

257. D. Comment prépare-t-on l'iodure de potassium ?

R. En versant dans de la potasse une solution d'iode jusqu'à ce qu'il se forme une coloration jaune $K^6O^6 + I^6 = IO^5KO + 5KI$.

258. D. Si l'on traite l'iodure de potassium par le chlore et l'amidon, qu'arrivera-t-il ?

R. Il se forme du chlorure de potassium et l'iode mis en liberté colore en bleu l'amidon.

259. D. Comment distingue-t-on un iodure d'un bromure ?

R. Le bromure colore l'amidon en jaune oranger avec odeur de brome, quand on le traite par le chlore, tandis que l'iodure colore en bleu l'amidon ; par l'azotate d'argent le bromure donne un précipité blanc jaunâtre, soluble dans l'ammoniaque, tandis que l'iodure donne avec l'azotate d'argent un précipité blanc jaunâtre d'iodure d'argent insoluble dans l'ammoniaque.

260. D. Comment prépare-t-on le cyanure de potassium KCY?

R. En faisant passer un courant d'acide cyanhydrique dans une solution de potasse $HCY + KO = HO + KCY$ ou bien en calcinant le cyanure jaune de potasse et de fer, c'est ainsi que l'on prépare le cyanure médicinal.

261. D. Comment est le cyanure de potassium et quelles sont ses propriétés?

R. Il est blanc en cubes; — déliquescent à l'air par l'acide carbonique, il répand l'odeur d'amandes amères.

262. D. Comment distingue-t-on les cyanures?

R. Ils donnent par l'azotate d'argent un précipité blanc de cyanure d'argent caséiforme, soluble dans l'acide nitrique bouillant, et odeur d'amandes amères.

263. D. Comment obtient-on le foie de soufre?

R. En fondant du soufre avec du carbonate de potasse.

264. D. Quel est le réactif le plus sensible des sels ferrugineux !

R. C'est le sulfo-cyanure de potassium qui

colore les sels ferrugineux en rouge en formant un sulfo-cyanure ferrique.

265. D. Quel est le réactif des sels de chaux?

R. L'oxalate d'ammoniaque.

266. D. Le carbonate d'ammoniaque précipite-t-il tous les sels?

R. Oui, excepté ceux d'ammoniaque, de soude et de potasse.

267. D. Comment les sels de baryte et de strontiane colorent-ils la flamme de l'alcool.

R. Les sels de baryte la colorent en jaune ceux de strontiane en rouge.

268. D. Quel est le réactif des sels de cuivre et des sels métalliques des quatre dernières sections?

R. C'est le prussiate jaune de potasse, il décompose les sels métalliques des quatre dernières sections et précipite les sels de cuivre en brun $K2FECY^3 + CU^2O^2, 2SO^3 = 2KO, SO^3 + (CU^2, FECY^3)$, brun caractéristique des sels de cuivre.

CALCIUM ET SES COMPOSÉS.

269. D. Que devient la chaux à l'air?

R. Elle attire l'acide carbonique et l'humidité de l'air et devient du sous-carbonate de chaux ou chaux hydraté $2\,CAO + CO^2 + HO = CAO, HO + CAO\,CO^2$.

270. D. Qu'est-ce que la chaux vive, chaux caustique, chaux anhydre?

R. C'est de la chaux privée d'eau et d'acide carbonique; — si l'on y ajoute de l'eau, elle donne 200° de chaleur et se change en chaux grasse.

271. D. Qu'est-ce que la chaux hydraulique?
R. C'est un silicate double d'alumine et de chaux qui se durcit dans l'eau.

272. D. Comment distinguer un sel de chaux d'un sel de strontiane ou de baryte?

R. C'est que la chaux ne précipite pas comme les sels de strontiane et de baryte par la solution de gypse.

273. D. Pourquoi l'eau de chaux ne précipite-t-elle pas l'acide sulfurique?

R. C'est parce que le sulfate de chaux est deux fois plus soluble que le carbonate.

274. D. Quel est le caractère le meilleur pour reconnaître la présence de la chaux?

R. C'est l'oxalate d'ammoniaque, qui donne un précipité d'oxalate de chaux insoluble dans l'acide acétique et soluble dans l'acide nitrique ou chlorhydrique.

275. D. Comment reconnaît-on le sulfate de chaux?

R. C'est qu'en le traitant par l'acétate de baryte il donne un précipité blanc insoluble dans l'acide chlorhydrique, et si on le chauffe avec du charbon il donne du sulfure de calcium $CAO, SO^3 + C^2 = C^2 O^4 + CAS$.

MAGNÉSIUM ET SES COMPOSÉS.

276. D. Comment obtient-on la magnésie MGO calcinée ou décarbonatée?

R. En calcinant le carbonate de magnésie.

277. D. Qu'est-ce que la magnésie anglaise?

R. C'est du sous-carbonate de magnésie.

278. D. Quel est le réactif le plus sensible de la magnésie?

R. C'est le phosphate de soude additionné d'ammoniaque qui donne un précipité de phosphate ammoniaco-magnésien, qui a la consistance de la crème et sa couleur.

ALUMINIUM ET SES COMPOSÉS.

279. D. Comment obtient-on l'aluminium (réaction)?

R. En chauffant le chlorhydrate d'alumine avec le potassium $K^3 + AL^2 CL^3 = 3 KCL + 2 AL$.

280. D. Qu'est-ce que l'alun? combien y en a-t-il de sortes?

R. C'est un sulfate double d'alumine et de potasse $KO, SO^3 + AL^2 O^3 3 SO^3 + 24 AQ$; il y a deux sortes d'alun, le cubique ou naturel qui est opaque, et l'alun artificiel qui est polyédrique et transparent.

281. D. Si l'on chauffe l'alun, qu'arrive-t-il?

R. Il perd son eau de cristallisation et devient pulvérulent, c'est l'alun calciné.

282. D. Comment distingue-t-on un alun neutre d'un alun basique?

R. C'est que l'alun neutre cristallise en octaèdres, et l'alun basique en cubes.

FER ET SES COMPOSÉS.

283. D. Comment prépare-t-on le fer réduit par l'hydrogène?

R. En faisant passer un courant d'hydrogène sur du fer chauffé au rouge cerise $H^3 + FE^2 O^3 = 3 HO + 2 FE$.

284. D. Combien y a-t-il d'oxydes de fer et quels sont-ils?

R. Il y en a quatre : 1° l'oxyde ferreux ou protoxyde (FEO) instable; 2° l'oxyde ferrique ou sesquioxyde, ou peroxyde, ou oxyde rouge colgothar rouge d'Angleterre, rouille, safran de mars $F E^2 O^3$; 3° l'acide ferrique FEO^3; 4° l'oxyde noir ou éthiops martial $FEO + FE^2 O^3 = FE^3 O^4$.

285. D. Qu'est-ce que l'éthiops martial ou oxyde magnétique, ou oxyde noir ferroso-ferrique, et quelle est sa formule?

R. C'est un oxyde salin composé de $FEO + FE^2 O^3 = FE^3 O^4$; on l'obtient en faisant passer de la vapeur d'eau sur du fer chauffé au rouge.

286. D. Comment se forme la rouille et de quoi est-elle composée (réaction)?

R. La rouille se forme quand le fer est exposé à l'air humide ou qu'on le met dans de l'eau aérée, le fer se change en $FE^2 O^3$ qui forme un couple, l'eau est décomposée, l'oxygène se porte sur le fer, l'hydrogène sur l'azote de l'air et donne lieu à de l'ammoniac qui, en présence de l'acide carbonique de l'air, forme un carbonate d'ammoniaque, c'est donc un peroxyde de fer hydraté avec des traces de carbonate d'ammoniaque $FE^4 + O^3 + AZ + CO^2 + 3 HO + 2 AQ = 2 FE^2, O^3 + AQ + AZH^3 CO^2 AQ.$

287. D. Quelle différence y a-t-il entre le safran de mars apéritif et le safran de mars simple?

R. Le safran de mars est du peroxyde de fer $FE^2 O^3$, tandis que le safran de mars apéritif est bien aussi du peroxyde mais hydraté et combiné avec des traces de carbonate d'ammoniaque $2 FE^2 O^3 + AQ + AZH^3, CO^2 AQ$; c'est le sous-carbonate de fer des médecins.

288. D. Comment obtient-on l'acide ferrique (réaction)?

R. En calcinant du fer avec du nitrate de potasse $3\,AZO^5\,KO + FE = 3\,AZO^4 + (FEO^3,\ 3\,KO)$, on précipite ensuite la potasse par l'acide sulfurique.

289. D. Comment obtient-on le perchlorure de fer (réaction)?

R. En faisant bouillir l'acide chlorhydrique avec le peroxyde de fer $H^3\,CL^3 + FE^2\,O^3 = 3\,HO + (FE^2\,CL^3$ liquide brun hémostatique puissant.)

290. D. Quel est le caractère distinctif des sels ferriques?

R. C'est de donner avec le sulfocyanure de potassium une couleur rouge caractéristique qui se produit quelque faible que soit la quantité de sel ferrique.

291. D. Quelles sont les préparations de fer insolubles et quelles sont les solubles?

R. 1° Les insolubles sont : le fer métallique, l'éthiops, le sous-carbonate de fer, le protocarbonate, le phosphate; 2° les solubles sont les sulfates ferreux et ferriques, perchlorures, chlorures ferreux et ferriques, tartrate ferrico-potassique, citrate ferrique, lactate ferreux.

22. D. Quel est le contre-poison de l'acide arsénieux et comment agit-il?

R. Le contre-poison est la gelée de peroxyde de fer FE^2O^3 et il se fait un arsénite insoluble.

ZINC ET SES COMPOSÉS.

293. D. Quels sont les alliages que donnent le zinc ?

R. Avec le cuivre et le nickel, il donne le melchior, avec le cuivre il donne le laiton, avec le fer il donne le fer galvanisé.

294. D. Comment peut-on s'expliquer que l'oxyde de zinc agisse dans l'épilepsie?

R. C'est parce qu'étant soluble dans les acides de l'estomac et dans les alcalis de l'intestin, il est absorbé; en effet, l'oxyde de zinc n'est-il pas soluble dans les acides énergiques ainsi que dans la potasse et l'ammoniaque? donc.

295. D. Comment est le sulfate de zinc et comment le prépare-t-on ?

R. Il est en brisures blanches à quatre faces

$$HO, SO^3 + ZN = H + (ZNO, SO^3$$
vitriol blanc.)

296. D. Qu'est-ce que la pâte de Canquoin ?

R. C'est une pâte caustique, composée de chlorure de zinc et de farine de froment.

L'ANTIMOINE ET SES COMPOSÉS.

297. D. Comment obtient-on l'antimoine ?

R. En mélangeant l'oxysulfure d'antimoine avec du charbon potassé, l'on chauffe, et le métal est réduit à $K^3 O^3 + C^6 + SBO^3 + SBS^3 = 3KS + 6CO + (2SB)$.

298. D. Comment fait-on pour le purifier de l'arsenic qu'il contient?

R. En le fondant avec un vingtième d'azotate de potasse, l'on a de l'arséniate de potasse soluble qui surnage et le métal précipite sous forme de lamelles blanches et bleuâtres.

299. D. En quoi l'hydrogène antimonié ressemble-t-il à l'hydrogène arsénié ?

R. C'est qu'il donne un anneau comme l'hydrogène arsenié.

300. D. Qu'est-ce que l'émétique ?

R. C'est du tartrate de potasse et d'antimoine $C^8 H^{40}$, $10 KO SBO^3$.

301. D. Qu'est-ce que l'antimoine diaphorétique,
comment l'obtient-on ?

R. On l'obtient en chauffant l'antimoine
avec le nitrate de potasse ; on le lave et
l'on a l'oxyde blanc d'antimoine ; c'est
sous cette forme qu'on l'emploie en médecine.

302. D. Qu'est-ce que la poudre d'algaroth ; à
quoi sert-elle et quelle est sa formule ?

R. C'est un oxychlorure blanc d'antimoine,
elle sert à préparer l'émétique ; sa formule est $(SBCL 2 SBO^3 + 3 AQ)$.

303. D. Qu'est-ce que le kermès et comment le
prépare-t-on ?

R. C'est un oxysulfure d'antimoine hydraté,
poudre jaune brun ; on l'obtient en
chauffant le sulfure d'antimoine avec le
carbonate de soude $SBS^3 + SBS^3 +$
$NA^3 O^3 + 3 NAO = SBO^3 3 NAO +$
SBS^3, $3 NAS$. C'est le procédé de
Berzélius ou par la voie sèche.

304. D. Comment obtient-on le soufre doré d'antimoine ?

R. En faisant bouillir 1 gramme de sulfate d'antimoine avec 250 grammes d'eau et 22 de carbonate de soude ; on filtre, et après avoir laissé refroidir, l'on verse l'acide chlorhydrique et l'on a le précipité de soufre doré SBS^3 5 NAS $+$ SBO^3 5 NAO $+$ O^2 $+$ 10 HCL $=$ (SBS^3 SBS^5 $+$ AQ soufre doré) $+$ 10 NAO, HCL.

305. D. Quels sont les caractères chimiques auxquels on reconnaît les composés solubles d'antimoine ?

R. Par l'hydrogène sulfuré, précipité oranger, soluble dans un excès de sulfure d'ammonium ; — par le tannin, précipité blanc insoluble ; — par les alcalis, précipité blanc, qui se redissout dans la potasse ou la soude caustique, mais non dans l'ammoniaque ; — mis dans l'appareil de Marsh, ils donnent l'hydrogène antimonié, sous forme d'anneau.

BISMUTH ET SES COMPOSÉS.

306. D. Quels sont les caractères chimiques du bismuth et de ses composés ?

R. Par l'hydrogène sulfuré, précipité noir ;

— par l'iodure de potassium, précipité orange ; — par les alcalis, précipité blanc d'oxyde de bismuth, qui ne se redissout pas dans un excès d'alcali.

PLOMB ET SES COMPOSÉS.

307. **D.** Comment obtient-on le plomb métallique (réaction) ?

R. Soit en réduisant l'oxyde de plomb avec le charbon, soit en grillant le sulfure de plomb à l'air ; mais dans ce dernier cas, il faut intercepter l'air avant que le grillage soit complet et continuer à chauffer $PB^2 O^2 + PBS = SO^2 + (3 PB)$.

308. **D.** Qu'est-ce que la litharge ou massico ?

R. C'est un corps lamelleux jaune rouge fusible, dont la formule est PBO oxyde de plomb.

309. **D.** Qu'est-ce que le minium, comment l'obtient-on ?

R. C'est un oxyde salin de plombate d'oxyde de plomb $2 PBO, PBO^2 = PB^3 O^4$, il est rouge ; on l'obtient lorsqu'on chauffe la litharge sans atteindre la fusion, si l'on chauffait plus fort, il repasserait à l'état de litharge.

310. **D.** Combien y a-t-il d'espèces d'oxydes de de plomb ?

R. 1° Le massico ou litharge est blanc jaunâtre, PBO ; 2° bioxyde ou oxyde puce est brun, PBO^2 ; 3° le minium ou plombate de plomb qui est rouge, PB^3O4.

311. **D.** Comment prépare-t-on l'oxyde puce de plomb (réaction) ?

R. Avec le minium et l'acide azotique, $2PBO$, $PBO^2 + 2AZO^5 = 2PBO$, $AZO^5 + (PBO^2$ oxyde puce, acide plombique, peroxyde ou bioxyde de plomb).

312. **D.** Quels sont les usages de la litharge ?

R. On s'en sert en peinture, dans les emplâtres, dans les cosmétiques, pour falsifier les cidres et les vins.

313. **D.** Comment le sulfate de plomb se forme-t-il dans les ateliers de teinture (réaction)?

R. Il est le résidu de la préparation de l'acétate d'alumine par le sulfate d'alumine et l'acétate de plomb; $3PBO$, $C^4H^3O^3 + AL^2O^3$, $3SO^3 = AL^2O^3$,

$$3\,C^4 H^3\ O^3 + (3\ PBO,\ SO^3\ \text{sulfate de}$$
plomb).

314. D. Comment distinguer un chlorure d'argent d'un chlorure de plomb ?

R. C'est que le chlorure d'argent est soluble et noircit par l'ammoniaque, tandis que le chlorure de plomb n'est ni noirci ni soluble dans l'ammoniaque.

315. D. Comment reconnaît-on un sel de plomb?

R. 1° Par le sulfure d'ammonium ou acide sulfhydrique précipité noir qui ne se redissout pas dans un excès; 2° par l'iodure de potassium, précipité jaune d'iodure de plomb soluble dans l'iodure de potassium et non dans l'eau froide. 3° Si l'on plonge une lame de zinc ou de fer dans une dissolution de plomb il est précipité; c'est ainsi qu'on produit l'arbre de Saturne $FE + PBO\,AZO^5 = FEO,$ $AZO^5 + PB.$

316. D. Que donne le plomb par l'acide sulfurique, le chromate de potasse, le tannin, le prussiate de potasse ou ferro-cyanure de potassium, par le phosphate, borate arsénite de soude.

R. 1° Par l'acide sulfurique précipité blanc de sulfate de plomb, sel blanc, amorphe, et ne se décomposant qu'à une température élevée en oxygène, gaz sulfureux et oxyde de plomb; 2° par le chromate de potasse, précipité jaune de chromate de plomb, jaune de chrome des peintres; 3° par le ferro-cyanure de potassium, précipité blanc; 4° par le tannin, précipité blanc; 5° par le borate, phosphate, arsénite de soude et les carbonates alcalins, précipité blanc soluble.

317. D. Qu'est-ce que la céruse, et comment la prépare-t-on ?

R. C'est de l'hydrocarbonate de plomb CO^2 $HO, 2\,PBO = PBOCO^2$, BO, HOP elle est en poudre blanche, on la prépare soit par le procédé hollandais avec le vinaigre, soit par le procédé de Clichy ou de Thénard, en faisant passer un courant d'acide carbonique sur du sous-acétate de plomb $CO^2 + C^4 H^3 O^3$, $3\,PBO + 2\,HO = C^4 H^3 O^3$, $PBO + (CO^2, HO, 2\,PBO$ céruse qui est en lamelles cristallisées).

CUIVRE ET SES COMPOSÉS.

318 D. Comment obtient-on le cuivre ?

R. En grillant les pyrites cuivreuses et en les réduisant en oxydes de cuivre, que l'on réduit ensuite par le charbon ; d'ailleurs, même préparation que pour le plomb n° 307.

319. D. Qu'est-ce que le bleu céleste ?

R. C'est un oxyde cuivreux ammoniacal, c'est une ammoniure de cuivre, il bleuit à l'air en donnant de l'oxyde cuivrique.

320. D. Qu'est-ce que le vert-de-gris ?

R. C'est du sous-carbonate de cuivre qui se forme en présence de l'air humide et froid $CU^2 + O^2, + HO, + CO^2 = (CO^2 HO, 2CUO$ vert-de-gris) ; cette oxydation a lieu encore en présence des acides oxaliques, tartriques, citriques, acétiques.

321. D. Qu'est-ce que la couperose bleue, vitriol bleu, et comment l'obtient-on ?

R. C'est du sulfate de cuivre ; on l'obtient en

versant de l'acide sulfurique concentré bouillant sur du cuivre $2 SO^3 + CU = SO^2 + (CU SO^3$ sel bleu cristallisé en parallélipipèdes solubles.)

322. **D.** Quels sont les caractères des sels de cuivre?

R. Précipité brun noir par l'acide sulfhydrique qui ne se redissout pas dans le sulfure d'ammonium, c'est du sulfure de cuivre; — par les alcalis, précipité blanc bleuâtre d'oxyde cuivrique, qui se redissout dans l'ammoniaque en bleu céleste; — par le zinc, dépôt noir de cuivre métallique; — par le ferro-cyanure de potassium ou prussiate de potasse, précipité brun marron *caractéristique;* — par l'arsénite de potasse, précipité vert d'arsénite de cuivre, vert de Scheel.

323. **D.** Comment distingue-t-on un sel cuivreux d'un sel cuivrique?

R. Le sel cuivreux se dissout dans l'ammoniaque et bleuit lentement à l'air; les sels cuivriques sont bleus immédiatement avec l'ammoniaque.

MERCURE ET SES COMPOSÉS.

324. D. Comment obtient-on le mercure métallique?

R. En grillant le sulfure de mercure $HGS + O^2 = SO^2 + (HG)$.

325. D. Comment purifie-t-on le mercure du plomb, du bismuth, de l'étain, du zinc qu'il contient?

R. 1° Par distillation; 2° par l'acide nitrique; 3° s'il contient de l'oxyde de mercure, ce sera par l'acide sulfurique.

326. D. Combien y a-t-il d'oxydes de mercure?

R. 1° Le protoxyde, oxyde mercureux, sous-oxyde HG^2O, il est noir, 2° le bioxyde, oxyde mercurique HGO, qui est le précipité rouge.

327. D. Combien y a-t-il de précipités rouges?

R. Il y en a trois : 1° le précipité rouge par *distillation* du mercure; 2° le précipité rouge par *calcination* du nitrate de mercure, il est rouge oranger; 3° le précipité rouge par *précipitation* qui a lieu en précipitant par la potasse le deuto-nitrate de mercure, il est jaune oranger.

328. D. Qu'arrive-t-il si l'on met en présence du bioxyde de mercure et de l'ammoniaque (réaction) ?

R. Il se forme une amidure de mercure qui bleuit le tournesol $AZH^3 + 4\,HGO = HO + HG\,H^2AZ$ amidure de mercure $+ 3\,HGO$.

329. D. Quelle est l'action de l'acide chlorhydrique de l'estomac sur l'oxyde mercurique ou bioxyde HGO.

R. Il se forme du bichlorure de mercure $HGO + HCL = HO + HGCL$.

330. D. Combien y a-t-il d'espèces de sulfures de mercure ?

R. Deux : 1° l'éthiops minéral, sulfure noir de mercure HG^2S ; 2° le cinabre ou bisulfure HGS qui est en masses violettes ; ce dernier s'obtient en triturant ensemble 18 grammes de fleur de soufre avec 100 grammes de mercure.

331. D. Dans quelles circonstances le bichlorure
de mercure se forme-t-il tout seul?

R. Toutes les fois qu'un composé mercureux
est en présence de l'air et d'un chlorure
alcalin, ou qu'un composé mercurique est
en présence d'un chlorure alcalin, et
comme il y a partout des chlorures dans
l'économie, partout il se forme du sublimé $HGO, AZO^5 + 2NACL = NAO,$
$AZO^5 + NACL, (HGCL).$

332. D. Comment prépare-t-on le bichlorure de
mercure en France?

R. En chauffant du chlorure de sodium
avec du sulfate mercurique, l'on a le sublimé qui distille $NA, CL + HGO, SO^3$
$= NAO, SO^3 + (HGCL$ qui distille$).$

333. D. Quelle est l'action du sublimé corrosif
sur les matières albumineuses, et quel
est son contre-poison?

R. Il coagule les matières albumineuses
et azotées, et les précipite, mais à condition qu'elles ne soient pas en exces,
sans quoi il se redissoudrait; les œufs, le

lait, la caséine, le sirop d'orgeat sont les contre-poisons du sublimé, quand ils ne sont pas pris en excès.

334. D. Comment prépare-t-on le calomel ?

R. 1° Par *sublimation*, en chauffant le sulfate de protoxyde de mercure avec du chlorure de sodium $HG^2 O, SO^3 + NA CL = NAO, SO^3 + (HG^2 CL$ qui distille); 2° par *précipitation*, en précipitant le protonitrate de mercure par l'acide chlorhydrique; 3° par la *vapeur*, en faisant que la vapeur du calomel sublimé arrive dans de la vapeur d'eau.

335. D. Comment distingue-t-on ces trois espèces de calomel ?

R. 1° Le calomel par sublimation, calomel des laboratoires, est prismatique ou blanc, grisâtre, en poudre, après porphyrisation; 2° le calomel à la vapeur, calomel anglais, est blanc comme de la farine et adhérent au vase (purgatif); 3° le calomel par précipitation ou précipité blanc est le plus divisé, calomel des

chirurgiens à cause de son extrême acti·
vité.

336. D. Quels sont les caractères communs aux
sels mercureux et mercuriques?

R. 1º Par l'acide sulfhydrique précipité
noir insoluble dans un excès de sulfhydrate d'ammoniaque; 2º si l'on plonge
une lame de cuivre acidulée par l'acide
azotique dans une dissolution de mercure, précipité gris de mercure métallique sur la lame de cuivre $CU + HGO,$
$AZO^5 = CUO, AZO^5 + HG.$

337. D. Comment distingue-t·on les sels mercu·
riques des sels mercureux?

R. 1º Par l'acide chlorhydrique les sels mercureux précipitent en blanc (calomel),
et les sels mercuriques ne précipitent
pas; 2º par l'iodure de potassium précipité vert avec les sels mercureux, précipité rouge vif avec les sels mercuriques ;
3º par les alcalis précipité jaune oranger avec les sels mercuriques, et noir
avec les sels mercureux.

ARGENT ET SES COMPOSÉS.

338. D. Comment obtient-on l'oxyde d'argent ?

R. En précipitant les sels d'argent par la potasse on a un précipité vert olive AGO, ou bien au moyen de l'oxygène oso- nisé.

339. D. Comment prépare-t-on l'azotate d'ar- gent ?

R. Au moyen de l'acide nitrique à froid AGO, AZO^5, il est en lames cristallines anhydres. Pour le convertir en pierre infernale il faut le faire chauffer, et quand il est en fusion, le couler dans des lingotières enduites de suif; ce nitrate fondu est moins actif que le ni- trate d'argent cristallisé, et est noirci par l'oxyde d'argent.

340. D. Quel sont les caractères des sels d'argent ?

R. 1° Précipité noir par l'hydrogène sul- furé $AG + HS = H + AGS$; 2° précipité brun olive par les alcalis; 3° le cuivre, le fer, le zinc, le mercure précipitent l'ar-

gent; 4° par l'acide chlorhydrique précipité blanc caséiforme soluble dans l'ammoniaque, insoluble dans l'acide nitrique
froid ou chaud.

341. D. Qu'est-ce qué l'argent corné?

R. C'est le chlorure d'argent AGCL, il est en
cristaux qui se laissent couper comme de
la corne; il se forme par l'action du chlore
sur l'argent.

L'OR ET SES COMPOSÉS.

342. D. Quelles sont les substances qui attaquent
l'or?

R. L'eau régale et les polysulfures alcalins
$AU^2 + KS^4 = (KS, AU^2S^3$ sulfo-aurate
potassique).

343. D. Qu'est-ce que le précipité pourpre de
Cassius?

R. C'est un précipité rouge que l'on obtient
en faisant réagir du chlorure d'étain sur
du chlorure d'or.

344. D. Quels sont les caractères du chlorure d'or
et des sels d'or en général?

R. Le chlorure d'or s'obtient en cristaux jaunes cubiques, prismatiques; instables à la chaleur, altérables à la lumière, décomposables par l'électricité, solubles dans l'eau en jaune. Les sels d'or donnent par l'acide sulfhydrique un précipité brun noir de sulfure d'or, qui est soluble dans le sulfhydrate d'ammoniaque; ils ne se précipitent pas par la potasse à froid, mais seulement à chaud; le précipité est jaune, c'est de l'acide aurique AU_2O^3.

PLATINE ET SES COMPOSÉS.

345. D. Qu'est-ce que la mousse de platine?

R. Quand on calcine le chloroplatinate d'ammoniaque pour obtenir le platine pur, le chlore et l'ammoniaque en se dégageant boursouflent le platine. C'est la mousse de platine.

346. D. Comment obtient-on le platine métallique?

R. Par la coupellation, puis, pour le purifier, on le dissout dans l'eau régale, on obtient $PTCL^2$ ou bichlorure, que l'on précipite par le chlorhydrate d'ammoniaque, on calcine; le chlore et l'ammoniaque se dégagent et l'on a le platine.

347. D. Comment distinguer un chloro-platinate de soude d'un chloro-platinate de potasse?

R. C'est que les chloro-platinates d'ammoniaque et de potasse sont insolubles, tandis que ceux de soude sont solubles.

FIN DE LA CHIMIE MINÉRALE

En vente chez Delahaye :

TABLE DES MATIÈRES

PREMIÈRE PARTIE.

CHIMIE MINÉRALE.

CHAPITRE PREMIER.

Les métalloïdes et leurs composés.

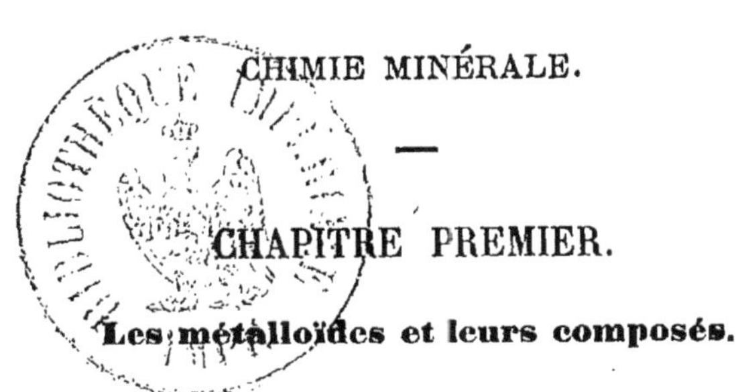

CHAPITRE II.

Les métaux et leurs composés.

FIN DE LA TABLE DE LA CHIMIE MINÉRALE.

Imprimerie L. Toinon et Cᵉ, à Saint-Germain

CHEZ LE MÊME ÉDITEUR

Recherches sur le bruit de souffle dans les maladies du cœur...................................... 4 »

Recueil de questions posées aux examens de médecine, 1er de doctorat. 2 volumes............... 3 »

Recueil de questions posées aux examens de médecine, 2e et 5e de doctorat. 2 volumes............ 3 »

Recueil de questions posées aux examens de médecine, sur les accouchements. 2 volumes.......... 3 »

Recueil de questions posées aux examens de médecine, 3e de doctorat. 5 volumes............... 7-50

SOUS PRESSE :

4e Examen de doctorat.
Nouveau traitement des anévrismes externes.
La circulation universelle, ou Principe de vie.

CHEZ DENTU, AU PALAIS-ROYAL

L'arbre de la science........................... 4 »
La fin du Monde par la science, 2e édition..... 1 50
Le Christ et le Pape........................... 1 »
Lamoricière et la contre-révolution.......... 1 »

SOUS PRESSE :

L'arbre de vie.
Le Réveil des nationalités par l'alliance franco-russe.

Imprimerie de L. TOINON et Cie, à Saint-Germain